AF402358

13me ET DERNIER CHAPITRE,

DU

TRAITÉ DE LA LITHOTRITIE

Du Docteur LE ROY-D'ÉTIOLLES,

OU L'ON VOIT

COMMENT DES INVENTIONS UTILES

PEUVENT

CAUSER A LEUR AUTEUR DE GRANDES TRIBULATIONS.

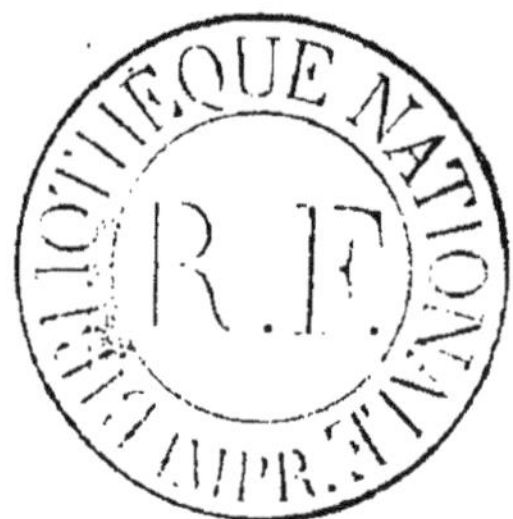

« Le plus grand malheur après celui d'être
« accusé est souvent d'avoir à se justifier. »
LABRUYÈRE.

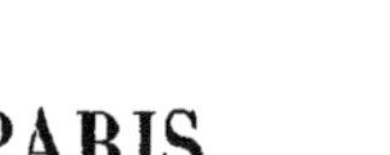

PARIS,

IMPRIMERIE ADMINISTRATIVE DE PAUL DUPONT,
Rue Grenelle-Saint-Honoré, 45,

ET CHEZ J.-B. BAILLÈRE, LIBRAIRE,
Rue Hautefeuille, n° 19.

A LONDRES,
MÊME MAISON, REGENT-STREET, 219.

1852

13ᵐᵉ ET DERNIER CHAPITRE,

DU

TRAITÉ DE LA LITHOTRITIE

DU DOCTEUR LE ROY-D'ÉTIOLLES,

OU L'ON VOIT

COMMENT DES INVENTIONS UTILES

Peuvent causer à leur auteur de grandes tribulations.

————◆————

> « Le plus grand malheur après celui d'être
> « accusé est souvent d'avoir à se justifier. »
> LABRUYÈRE.

Il y a des lois protectrices de la propriété des biens meubles et immeubles, des ouvrages d'art et de littérature, des idées susceptibles d'exploitation industrielle ; il y en a même pour la forme d'un meuble, le dessin d'une étoffe ; il n'y en a pas qui garantissent la propriété des inventions et des idées scientifiques.

A défaut de lois, il semble que les corporations savantes devraient protéger les inventeurs contre l'usurpation et frapper le plagiat d'un blâme sévère : il n'en est rien ; les corps savants, le corps médical en particulier, se préoccupent peu d'assurer la propriété, même purement honorifique, d'une découverte à son auteur, du moins tant qu'il est vivant. Une fois mort... oh ! c'est autre chose, il peut compter sur la sagacité et la vigilance d'une rivalité jalouse pour déterrer ses idées et les opposer à ses successeurs.

Des discussions s'élèvent-elles à l'occasion d'une invention ? L'opinion médicale semble prendre plaisir à voir le mérite de l'inventeur s'amoindrir par la contestation ; c'est seulement lorsque le plagiaire, à bout de bonnes raisons, en vient aux injures, que l'opinion s'émeut ; mais, sans rechercher quel est l'agresseur, elle frappe d'un blâme commun le volé et le voleur, contrairement aux préceptes de l'Evangile qui dit : « Malheur à celui par qui le scandale arrive. »

Un homme d'imagination a-t-il été forcé de défendre plusieurs fois ses idées contre les envahisseurs ? La répétition de ces débats lui vaut bientôt la réputation de processif, de querelleur, et ces épithètes dispensent plus tard les plagiaires d'appuyer d'aucune preuve leurs droits fictifs et de masquer autrement leur usurpation. Ceux même dont les prétentions ont été repoussées par les Académies, ne se tiennent pas pour battus et ne cessent pas de les reproduire, car les Académies n'ont ni avoués, ni tribunaux pour faire exécuter leurs décisions, et l'inventeur est obligé d'avoir sans cesse l'œil au guet et la plume à la main pour se défendre. Mais il se lasse à la fin, et, tout découragé, il abandonne son domaine aux pillards et aux maraudeurs, maudissant le jour où il lui a passé par la tête une idée utile.

Pour couronner son œuvre, le plagiaire manque rarement d'inventer quelque bonne calomnie au moyen de laquelle il noircit celui qu'il dépouille ; et quelle bonne fortune s'il peut en rencontrer une qui touche à des idées respectées, telle que la dignité médicale ! Alors il simule une noble indignation, comme les dévots de place dont parle Molière :

> « Qui, pour perdre quelqu'un, couvrent insolemment
> « De l'intérêt du Ciel leur vil ressentiment,
> « D'autant plus dangereux dans leur âpre colère,
> « Qu'ils prennent contre nous des armes qu'on révère. »

Les hommes honorables, dupes des manœuvres de Tartuffe, l'admettent à leurs côtés et croient faire œuvre pie en fermant le passage à l'investigateur laborieux, au cœur droit et sincère qui finit par prendre en pitié et en dédain les hommes et les choses objets de son culte et de son ambition.

Telle est à peu près mon histoire. Je ne raconterai pas mes querélles avec M. Civiale, au sujet de l'invention de la lithotritie ; je ne redirai pas comment cet habile homme donna en 1818, comme de son invention, un instrument à quatre branches articulées, dont son compatriote, le docteur Fournier de Lempdes, réclame la propriété, l'ayant fait exécuter et expérimenté six ans auparavant dans l'amphithéâtre de l'hôpital de Clermont-Ferrant, où M. Civiale a commencé ses études médicales ; comment, en 1824, M. Civiale a cherché à faire croire que ce même instrument inapplicable qu'il avait dit être sien, n'était autre que la pince à trois branches élastiques, adaptée par moi au broiement des calculs vésicaux, et qui, *la première, a rendu la lithotritie praticable*; comment M. Civiale a prétendu que la planche placée dans le livre publié par lui en 1823, laquelle représente l'instrument à quatre branches emprunté à M. Fournier de Lempdes, était le résultat d'une erreur du graveur qui aurait dû figurer *le trilabe*; comment le texte et la description, écrits par M. Civiale lui-même, se rapportant parfaitement à la figure et nullement au trilabe, cette assertion a été jugée fausse et mal fondée ; comment le rapport de Percy, en 1824, dans lequel se trouvait la dénomination de méthode Civiale, a été réformé et annulé de fait en 1825, par la commission des prix Monthyon ; comment l'Académie, appelée pour la première fois à décerner ces prix et à faire la part de chacun, proclama que : *j'ai le premier imaginé et publié les instruments qui ont rendu la lithotritie applicable à l'homme et que M. Civiale a le premier opéré avec succès au moyen de mes instruments*; comment d'autres décisions solennelles, conformes à celle-ci, ont encore été adoptées en 1826, 1827, 1828, 1831 ; comment dans les discussions de priorité d'invention sur des points de détail, notamment sur l'*écrou brisé*, l'Académie m'a encore donné gain de cause.... Tout cela est trop connu pour que j'aie besoin de m'y arrêter et de le narrer en détail.

Personne n'ignore non plus qu'il en est des écrits de M. Civiale comme de ses inventions ; les rédacteurs de ses livres sont connus ; on cite deux membres de l'Académie de médecine, qui ont travaillé successivement pour lui ; je n'en nommerai qu'un, parce que de son vivant, je l'ai interpellé publiquement dans mes écrits et qu'il a gardé le silence : celui-là, c'est Jourdan. Un seul des livres, en tête desquels se lit le nom de M. Civiale, passe pour avoir été écrit presque en entier par lui, c'est le *Traité des rétentions d'urine*, *publié en* 1823, et l'on y trouve des énormités, telles que le haricot passant par le torrent de la circulation pour arriver de l'estomac dans la vessie !

Si les ouvrages de M. Civiale n'ont pas été rédigés par lui, du moins ils l'ont été d'après ses idées et ses inspirations. Est-ce l'intérêt de l'art qui seul les a dictés ? Les deux Académies des sciences et de médecine ne paraissent pas en avoir eu la conviction ; car, dans le sein de la seconde, les statistiques opératoires de M. Civiale ont été l'objet de critiques et de blâmes ; car la première a adopté en 1833 un rapport fait par Boyer et Larrey, dans lequel il était dit que les résultats des opérations de M. Civiale avaient été présentés d'une manière inexacte.

Et malgré tout cela, M. Civiale occupe un fauteuil à l'Académie de médecine et un tabouret à l'Académie des sciences ; tandis que moi, reconnu par ces Académies pour être le principal inventeur de la lithotritie ; moi qui n'emprunte la plume de personne ; moi qui ai poussé la franchise jusqu'à la simplicité (jusqu'à la niaiserie, disent les habiles), je suis resté à la porte !!! Comment ce renversement a-t-il pu se produire ? Le voici :

Le célèbre chirurgien Antoine Dubois fut atteint de la pierre, il en fut débarrassé par M. Civiale, et pour lui témoigner sa gratitude, il usa de toute son influence pour le faire entrer à l'Académie de médecine. Cette influence était si grande, que M. Velpeau, alors adjoint et compétiteur de M. Civiale pour le grade de titulaire, jugea prudent de renoncer à sa candidature. M. Civiale fut nommé, mais je reçus par ce vote un précieux témoignage de bienveillance et d'estime, car, *bien que je ne fusse pas candidat*, mon nom se trouva inscrit sur le tiers des bulletins.

A l'Académie des sciences, M. Civiale reçut de MM. Arago et Biot l'appui que Dubois lui avait donné à l'Académie de médecine ; seulement, ils se bornèrent à faire de lui un associé libre. Je ne suis pas certain que ces savants illustres s'applaudissent toujours de leurs succès.

Une fois admis à l'Académie de médecine, M. Civiale s'ingénia pour m'en fermer l'entrée : les titres scientifiques ne laissant pas de prise, il se rappela le précepte de don Bazile : « *Calomniez ! calomniez ! il en reste toujours quelque chose.* » Et il le fit avec une adresse perfide, car il m'imputa une faute dont il eut l'art de faire croire que je me reconnaissais moi-même coupable.

Chacun sait que, pour fonder et étendre sa réputation, M. Civiale a fait énormément de publicité dans les journaux politiques. Le feuilleton d'un journal de médecine a raconté dans le temps ses dîners de journalistes et les réclames rédigées au dessert, mousseuses comme le champagne qui les inspirait. Une lutte aussi peu scientifique n'étant pas dans mes goûts, je protestai contre l'emploi abusif que faisait mon compétiteur de la publicité ; et dans la préface d'une *Histoire de la lithotritie*, publiée en 1840, je l'engageai énergiquement à y renoncer. Par un excès de franchise, dont j'aurai grande peine à me défaire, quoique j'en aie été souvent victime, j'ajoutais : « Je conviens que j'ai parfois permis à des amis de glisser « quelques mots d'éloge dans les journaux politiques, j'éprou- « vais dans les premiers temps beaucoup de répugnance pour « cette manière de se faire une réputation, je poussais même la « candeur jusqu'à me révolter à cette idée ; mais l'exemple de mes « maîtres et la *nécessité de combattre mes rivaux avec leurs pro-* « *pres armes,* m'ont démontré que mes scrupules n'étaient que « sottise, et j'ai trouvé plus sage d'imiter le chien qui portait à son « cou le dîner de son maître. J'ai dit : « Point de débat, mon « lopin me suffit, et là-dessus j'ai happé mon morceau. » *Plaise à* « *Dieu que nous rentrions dans des voies toutes scientifiques,* « *pures de tout charlatanisme. J'ai pensé que pour remédier au* « *mal, il faut le découvrir. Voilà pourquoi j'ai dévoilé à ceux* « *qui peuvent l'ignorer, l'abus que l'on fait de la publicité.* »

A peine ce livre avait paru qu'un ami plus clairvoyant me fit voir dans ce passage une interprétation possible qui n'était pas dans ma pensée. J'avais voulu frapper d'un blâme la publicité non scientifique, *dont je puis me passer mieux que beaucoup d'autres,* je crois pouvoir le dire sans trop de vanité, et je l'avais fait de telle sorte que la malveillance pouvait y trouver un éloge de cette publicité. Je supprimai ce passage et le remplaçai par un carton ; mais quelques exemplaires donnés ou vendus avaient échappé : l'un d'eux tomba entre les mains de M. Civiale qui reproduisit le passage *en retranchant le dernier membre de phrase qui en indiquait l'esprit et l'intention.* Et cet homme qui s'était tant fait prôner dans les journaux politiques, dont les statistiques opératoires avaient reçu des démentis formels dans les deux Académies, eut l'audace d'imprimer cette phrase dans un de ses ouvrages : .... « Aussi, verrons-nous désormais notre con-« frère (M. Leroy) ne s'occuper de science que d'une manière « secondaire et se jeter sans réserve dans les voies de l'industria-« lisme, ainsi qu'il en fait lui-même l'aveu avec un cynisme de « langage dont on ne trouverait peut-être pas un autre exemple « dans les annales de la médecine qui sont cependant si fécondes « en faits de ce genre. » (*Traité pratique et historique de la lithotritie,* p. 490.) Un avocat de mérite, haut placé aujourd'hui dans la magistrature, me disait après avoir lu ce passage et d'autres disséminés dans le même ouvrage, qu'il y trouvait tous les caractères de la diffamation et il m'engageait à porter plainte en police correctionnelle contre M. Civiale. Je lui répondis que je n'en ferais rien, que je ne voulais pas commettre la dignité médicale dans les débats judiciaires, que je préférais, suivant une expression un peu triviale mais historique, laver notre linge sale en famille et que je m'en fiais à l'intelligence et au tact de mes confrères pour faire justice de ces calomnies. Hélas ! je me suis trompé ; M. Civiale n'a pas été le seul qui ait travaillé à égarer l'opinion. Tous ceux avec lesquels j'ai eu des discussions scientifiques ou de priorité d'invention, lorsqu'ils se sont trouvés à court de bonnes raisons et de preuves se sont fait une arme contre moi de ce passage de mon Histoire de la lithotritie tronqué et fallacieusement interprété. Ainsi M. Petit s'est donné ce tort dans une discussion au sujet de la dissolution des calculs urinaires par l'eau de Vichy. Ainsi, un chirurgien doué d'un esprit éminemment inventif que j'ai longtemps nommé mon ami, auquel je voudrais pouvoir donner encore ce titre, est aussi descendu à ces personnalités à l'occasion d'une forme brise-pierre et de son application. Plus récemment un médecin qui s'attribue la plupart des moyens de traitement que j'ai imaginés pour remédier à la rétention d'urine produite par l'engorgement de la prostate et les autres obstacles situés au col de la vessie, en a usé plus largement encore.....

Après les querelles d'homme à homme, sur des points particuliers de la science, sont venus des débats sur des questions générales. La spécialité, dans l'application de la médecine et de la chirurgie, fut violemment attaquée ; son utilité, même comme moyen de progrès et de découverte, fut mise en doute : Une coalition se forma contre ces aptitudes bornées qui, disait-on, amoindrissaient l'art en le morcelant ; elle réunit le plus grand nombre de ceux qui occupaient les positions élevées dans la Faculté, dans les Académies, dans les hôpitaux ; on les désigna par le nom un peu ambitieux *d'encyclopédistes*.

Dans le camp opposé se trouvèrent quelques médecins et chirurgiens, qui, par des découvertes ou des travaux originaux, avaient été conduits à la pratique spéciale d'une branche de l'art de guérir, et derrière eux une tourbe de spéculateurs faisant du métier, mauvaise queue fort embarrassante, que les *spécialistes* scientifiques s'efforcent de retrancher avec autant d'empressement que leurs adversaires en mettent à la leur rattacher parce qu'elle est toujours compromettante et vulnérable.

A l'époque de l'admission de M. Civiale à l'Académie de médecine, la coalition des encyclopédistes n'existait pas encore ; elle ne se forma qu'après la suppression de la distinction entre les titulaires et les adjoints qui eurent alors droit de suffrage ; ils formèrent aussitôt une barrière vivante devant la porte de cette assemblée qui devint le champ de bataille des deux partis. M. J. Guérin parvint à rompre cette barrière après des luttes acharnées. M. Ricord éprouva plus de difficultés encore ; bien qu'il fût arrivé dans les hôpitaux par le concours, on ne lui pardonnait pas le spécialisme dont il est entaché et il ne fut admis qu'après avoir échoué trois fois.

Quant à moi, en outre de ma qualité de spécialiste, j'avais encore amoncelé sur ma tête d'autres motifs d'opposition et d'hostilité. Lorsque la guerre s'alluma, j'étais sorti des rangs de notre petite armée, et sans m'effrayer du nombre et de la valeur de nos adversaires, je m'étais présenté pour soutenir le choc. Je publiai quelques brochures, entre autres une lettre intitulée *A mes confrères qui ne sont rien, pas même Académiciens*, dans laquelle je raillai **MM.** les encyclopédistes de leurs prétentions à l'universalité des connaissances. Quelques-uns de mes traits avaient porté et piqué au vif; quelques mots avaient eu du succès, entre autres le mot *logorrhée* fabriqué pour caractériser le verbiage des concours. Mais j'ai payé cher ce petit succès d'amour-propre. Tous ceux qui étaient arrivés ou espéraient arriver par le concours, c'est-à-dire les plus éminents de notre profession, les plus beaux et les plus grands parleurs, tous ceux enfin qui se trouvèrent atteints par mes plaisanteries s'en vengèrent en feignant de croire aux accusations portées contre moi par M. Civiale, qui s'en est applaudi dans le passage suivant d'un de ses ouvrages : « Dès que M. Le Roy « s'avisa de produire quelque chose d'utile, *dès qu'il réussit à de-* « *venir opérateur*, ses protecteurs lui firent défaut, l'un d'eux con- « tribua puissamment à le faire rayer de la liste des candidats à « l'Académie de médecine ; d'autres le repoussèrent de la société « médicale d'émulation ; il n'y eut pas, jusqu'à ses défenseurs les « plus chauds, qui signèrent une protestation contre lui lorsqu'il « voulut entrer dans les hôpitaux de Paris, » (Civiale, *Traité pratique et historique de la lithotritie*, p. 490, in-8°, Paris 1847.)

Oui, tout cela est vrai, et pour compléter l'exactitude de cette narration, il suffit d'ajouter que ceux qui de protecteurs, d'amis, de partisans qu'ils étaient, sont devenus pour moi des ennemis, se sont servis pour me repousser, pour me combattre, des armes déloyales forgées et placées dans leurs mains par mon rival.

Il était impossible qu'une accusation répétée tant de fois et avec tant d'opiniâtreté ne produisît pas de l'émotion dans le corps médical, puis une impression fâcheuse. On n'articulait, il est vrai, aucun fait de publicité qui ne pût être avoué par un médecin honorable, parce que cela eût été impossible; mais on s'en dispensait en répétant qu'il devait y en avoir puisque j'en avais fait l'aveu : *habemus confitentem reum.* Il fut admis comme constant que je me moquais de la considération professionnelle, que je faisais parade de cynisme; l'esprit de parti fit naître de l'animosité chez les indifférents, il étouffa les sentiments d'estime et d'affection de ceux qui, jusqu'alors, s'étaient montrés mes amis.

Un chirurgien illustre pour lequel je professais un respect filial, un autre sur l'affection duquel je croyais pouvoir compter, trouvèrent dans ces propos des motifs suffisants pour repousser ma candidature dans les deux Académies.

Voici l'extrait d'une lettre que m'écrivait à ce sujet, en date du 18 février 1847, le respectable Loiseleur Deslonchamps et que j'ai entre les mains : « Je vous ai entretenu il y a six mois de la mal-« veillance que MM. Roux et Velpeau m'ont montrée lorsqu'il était « question de votre candidature à l'Académie des sciences.....»

Comme témoignage de ce brusque changement de dispositions à mon égard, de sa cause ou plutôt de son prétexte, je citerai des passages de deux lettres de mon vénéré maître M. Roux, que j'ai soigneusement conservées. Je lui demande pardon de les livrer à la publicité, mais il comprendra que ma considération dans le corps médical est ici en cause, et que j'use du droit de légitime défense. J'ai tardé dix ans à le faire, et je les aurais encore gardées en portefeuille, sans la recrudescence d'animosité et de calomnies dont le prix d'Argenteuil est l'occasion.

Voici ces extraits :

« *Mon très-cher camarade,* j'ai lithotritié M. R...; les choses « se sont passées à merveille, je crois qu'il n'y a plus rien dans la « vessie; cependant comme je pars demain en voyage avec Danyeau « et mon fils, j'ai proposé à mon malade de vous prier, au besoin, « de lui donner des soins...» — 19 août 1838.

On voit par ces lignes le degré de bienveillance, de confiance et de familiarité dont m'honorait M. Roux. Deux ans plus tard, les choses avaient bien changé, comme le montre cette autre lettre, écrite, le 30 décembre 1841;

Mon cher Monsieur Le Roy,

« ..... Je comprends que vous ayez remarqué de ma part moins
« d'empressement à entretenir nos relations, c'est que je vous ai
« beaucoup aimé ; c'est que j'ai été l'un des premiers à applaudir à
« vos succès, à les encourager, à proclamer votre mérite, et j'y ren-
« drai hommage toutes les fois que l'occasion m'en sera offerte ;
« j'estime toujours ce qu'il y a en vous d'estimable, et *mes préven-*
« *tions ne vont pas jusqu'où vont celles de quelques-uns de nos*
« *confrères à votre égard.* Car, si en m'écrivant vous paraissez
« croire que ma très-petite froideur vous étonne, je serais bien
« surpris que vous n'eussiez pas remarqué un sentiment semblable
« chez d'autres personnes. Croyez-moi, sans méchanceté dans le
« caractère, avec une foule de bonnes qualités et un talent bien réel,
« vous vous êtes aliéné beaucoup d'hommes qui vous étaient attachés,
« et cela *pour vous être moqué, malgré de bons avis, du qu'en-*
« *dira-t-on ;* ce qu'on ne fait jamais impunément. C'est pour cela
« que vous avez éprouvé tant d'obstacles aux portes de l'Aca-
« démie qui auraient dû vous être ouvertes depuis longtemps. »

Dans l'éloge du professeur Boyer prononcé devant la Faculté de
médecine au mois de novembre dernier, M. Roux a saisi l'occasion
dont il parlait dans sa lettre « de proclamer mon mérite » et il a
rappelé combien fut grande ma part dans la découverte de la
lithotritie : je lui en témoigne ma vive reconnaissance ; mais, par
malheur, plus il exalte mes titres scientifiques, plus on suppose
grave la raison de ce qu'il appelle *sa très-légère froideur :* il la
motive sur un oubli que j'aurais fait de la dignité médicale ; ce n'est
là qu'un manteau dont il couvre son origine véritable, trop infime
pour être avouée ; je le lui ai dit, et sa conscience le lui a dit avant
moi. Cependant, l'opinion médicale a dû accepter l'interprétation
qu'il en a donnée ; mes rivaux s'en sont emparé, l'esprit de parti
l'a envenimée ; la calomnie s'est glissée dans l'ombre et m'a enlacé
dans les anneaux de ses serpents.

Je me suis débattu énergiquement contre ses étreintes, j'ai publié une brochure intitulée : *Plainte en diffamation et en calom-*

nie *contre M. Civiale,* dans laquelle je montrais la fausseté de l'accusation de publicité charlatanesque audacieusement portée contre moi. Ce plaidoyer se terminait par cette phrase :

« Si quelqu'un, malgré cette explication de mes écrits et cette
« affirmation de la sincérité de mes sentiments, reproduisait encore
« les injures et les diffamations proférées et répandues contre moi
« par M. Civiale, dès maintenant je lui adresse, ainsi qu'à leur
« auteur, ces paroles : *Vous êtes un lâche calomniateur.* »

Mes ennemis, mes rivaux et mes plagiaires ont fait la sourde oreille ; peu soucieux des épithètes qu'ils encouraient, ils ont répété leurs propos mensongers. Le dernier venu, surtout, M. Mercier, a cru devoir renchérir sur ses devanciers, sur M. Civiale lui-même ; voici un échantillon de ses aménités : « Si, à force de faire
« résonner les trompettes, cymbales, grosse caisse, tamtams, en
« un mot tout le charivari de la publicité je m'étais créé une
« clientèle aussi fructueuse que celle de M. Le Roy, j'aurais
« trouvé moins ridicule, pour rentrer en grâce auprès du corps
« médical, de prélever pour sa caisse de secours une prime sur le
« produit de mes réclames, que de lui faire don de la peau de l'ours
« avant de l'avoir mis par terre. »

Je pourrais dire à M. Mercier que celui qui, sous prétexte d'une *maison de santé uropathique,* s'est affiché tous les jours, pendant un an, à la quatrième page des journaux politiques en des termes plus mercantiles que scientifiques n'a pas le droit de faire à qui que ce soit le reproche d'une publicité exagérée. A tous ceux, encyclopédistes ou spécialistes, qui simulent une si vertueuse indignation au sujet de mon imprudente franchise, je pourrais dire avec le Christ : « *Que celui de vous qui se croit sans péché, jette la première pierre,* » ou même je pourrais leur rappeler la parabole de la *paille et la poutre* : mais les écarts d'autrui n'excuseraient pas ceux que je pourrais avoir commis et le scandale que je pourrais avoir causé, si en effet je m'en étais rendu coupable. Ce à quoi je prétends, et j'ai le droit de prétendre, ce n'est pas, comme le dit insolemment M. Mercier, « *de rentrer* « *en grâce auprès du corps médical,* » c'est une réhabilitation complète, si tant est que mes confrères *aient contre moi des préventions*, comme me l'écrivait M. Roux. Que me reproche-t-on? Est-ce de n'avoir pas empêché que des amis journalistes parlassent de Mémoires lus dans le sein des Académies, ou d'opérations pratiquées sur des personnes notables dont les faits et gestes intéressent le public? Evidemment non, car ce reproche pourrait être adressé à Boyer, à Dubois, à Dupuytren, à Lisfranc, à beaucoup de chirurgiens plus ou moins célèbres, actuellement vivants. Ce que l'on me reproche, c'est de l'avoir dit et publié. J'ai expliqué dans quel but je l'ai fait, et démontré la pureté et la sincérité de mes intentions. Je ne crois pas avoir à rougir le moins du monde d'avoir écrit ce passage ; mais enfin j'admets que l'on ait pu se méprendre sur mes intentions et qu'il y ait eu quelque chose de fâcheux pour l'honorabilité médicale et pour la mienne en particulier dans la publicité qu'il a reçue ; mais cette publicité, qui la lui a donnée? Je l'ai déjà dit, ce n'est pas moi. Dès les premiers jours de l'apparition de l'*Histoire de la lithotritie*, j'avais supprimé de la préface le paragraphe objet de tant de clameurs et d'indignation factice ; ceux qui possèdent cet opuscule dans leur bibliothèque peuvent s'en convaincre, et s'il faut un témoignage, en voici un qui n'est pas suspect, c'est celui de M. Mercier. « Certes, dit-il (*Traitement des valvules*, p. 470), ce passage « est plus injurieux pour son auteur que tout ce qu'on pourrait « dire, et celui-ci l'a si bien senti *qu'il n'a pas tardé à le suppri-* « *mer et à le remplacer par un carton. Voilà pourquoi les exem-* « *plaires où il se trouve sont rares aujourd'hui.* »

Ainsi, vous en convenez, Monsieur Mercier, ce passage je l'avais supprimé et condamné à l'oubli, parce que la loyauté qui l'avait dicté pouvait recevoir une fausse et perfide interprétation de gens mal intentionnés comme vous ; ce passage, vous le tronquez, pour en dénaturer le sens et la portée, vous le publiez à plusieurs milliers d'exemplaires, puis vous venez m'accuser de cynisme ; et lorsque je vous dis que vous m'injuriez, que vous me calomniez, vous me répondez : « *Si des injures sont adressées à M. L...., c'est bien* « *par lui-même.* » Comment qualifiez-vous une telle conduite

Aidez-moi, je vous prie, à trouver des expressions convenables, car je voudrais ne pas sortir des termes de la politesse, et je n'en trouve d'autres que FOURBERIE et LACHETÉ.

Voilà pourtant comment des hommes honorables, des corps savants, une corporation entière, admettent une accusation mensongère, sans voir l'intérêt personnel qui l'a dictée et l'impureté des sources dont elle émane.

Pour détourner de moi les sympathies de mes confrères, mes adversaires m'ont dépeint comme un homme querelleur et batailleur. Ainsi fit M. Civiale, qui a toujours eu à son service un *bravo* littéraire, insulteur émérite, métier peu honorable, auquel sont pourtant descendus des écrivains de talent, membres de plusieurs Académies. Ainsi fait aujourd'hui M. Mercier : « Sur la question des injures, dit-il, « M. Le Roy ne devrait pas être trop chatouilleux ; « combien de notabilités en chirurgie n'a-t-il pas flétries, inju- « riées ! » Ici encore je ne puis que répéter : mensonge ! calomnie ! Ces notabilités, quelles sont-elles ? Dites, Monsieur Mercier ? Serait-ce M. Deguise ?.. Vous avez nommé M. Velpeau, espérant faire revivre une dissidence née de la guerre des encyclopédistes et des spécialistes ; cette inimitié est éteinte et j'espère que vous ne parviendrez pas à la ranimer. Vous avez nommé encore le vénérable Percy ; il est vrai que j'ai combattu le rapport à l'Académie des Sciences, dans lequel il désignait la lithotritie sous le nom de *Méthode Civiale*, et l'Académie m'a donné gain de cause en réformant ce rapport et y substituant les décisions relatées plus haut ; mais il est faux que j'aie jamais manqué au respect, aux égards que je croyais devoir à ce patriarche de la chirurgie militaire, et quand vous dites que je l'ai injurié, vous mentez indignement.

Ce n'est pas à votre égard du moins, Monsieur Mercier, que je me suis montré chatouilleux et querelleur, car j'ai poussé la patience et la longanimité jusqu'aux dernières limites. Pendant dix ans vous m'avez harcelé par des injures, vous m'avez poursuivi de vos insinuations calomnieuses, et voici la première fois que je laisse éclater mon indignation.

Dans une lettre écrite il y a trois mois à l'Académie de médecine, vous avez prétendu que je vous ai adressé, par l'entremise d'un ami commun, une provocation à laquelle je n'ai pas donné suite. Cela est de peu d'intérêt pour ce corps savant ; mais puisque vous avez jugé à propos de donner de la publicité à nos dissensions secrètes, je me vois forcé de vous suivre sur ce terrain.

Non, Monsieur, je ne vous ai pas provoqué ; la mission de l'ami commun, que j'avais prié de vous faire sentir ce qu'il y avait d'injuste et d'odieux dans les propos que vous avez publiés sur mon compte, était toute de conciliation ; je ne l'avais pas *chargé* de vous faire une provocation de ma part en cas de refus. S'il vous a dit qu'elle lui paraissait devoir en être la conséquence, il vous a exprimé ses propres impressions, et cela prouve que loin d'être un querelleur, j'ai poussé la patience et la longanimité plus loin que lui et beaucoup d'autres ne l'eussent fait.

Mais j'avais à cœur de protester par ma modération contre la réputation de batailleur que l'on m'a faite. Si, après le rapprochement de nos actes, de nos écrits, et le contraste qui en résultera, cette réputation me reste, il faut qu'elle soit bien enracinée. Voici, au surplus, la lettre par laquelle M. Dechambre me faisait connaître le résultat de la démarche dont vous avez entretenu l'Académie : « Je suppose, mon cher confrère, que vous êtes de « retour de votre voyage, et je viens vous faire part du résultat « de ma démarche auprès de M. Mercier. Il ne croit pas devoir « rien retrancher de ce qu'il a écrit à votre sujet, et il soutient « que vous avez été aussi loin, soit vis-à-vis de lui, soit vis-à-vis « d'autres personnes avec lesquelles vous avez eu des discussions.

« Mille amitiés, D.... 25 Avril 1847.»

J'ai protesté et je proteste contre cette dernière assertion. Jamais je n'ai publié une ligne, une parole qui fût injurieuse pour vous, et je vous défie d'en citer une seule. Je tiens à ce qu'il soit bien établi, bien patent, que vous avez été à mon égard insultant, diffamateur, et que vous l'avez été gratuitement, sans provocation, sans circonstance atténuante.

J'ai toujours été poli avec vous dans mon langage, vous-même

l'avez reconnu dans deux de vos publications. « *M. Le Roy*, di-
« siez-vous, *me traite avec une courtoisie dont je le remercie*
« *bien sincèrement.* » Il est vrai que dans une autre vous mettiez
une restriction à vos remercîments : « Chaque fois , disiez-vous,
« que M. Le Roy me lance un coup de jarnac, il l'accompagne de
« quelques paroles mielleuses ; c'est une espèce de passe-port sous
« le couvert duquel le coup porte mieux. *M. Mercier*, dit-il, *est*
« *un homme très-érudit, excellent anatomiste, très-bon observa-*
« *teur ;..... mais c'est surtout de thérapeutique qu'il s'agit.* »

Quoi, Monsieur, vous appelez cette phrase un coup de jarnac ;
et voilà le mauvais procédé par lequel vous prétendez excuser les
vôtres et justifier toutes vos injures ! J'ai dit, en effet, que, dans le
programme du prix d'Argenteuil, il est question de moyens cura-
tifs et non d'anatomie. Eh bien, n'est-ce pas vrai? Vous insinuez
que j'ai voulu dire par là que vous êtes plus anatomiste que chirurgien. Quand bien même je l'aurais donné à entendre, il n'y aurait rien là d'injurieux ; mais je ne l'ai pas fait. Cette interprétation
de ma phrase, c'est vous qui la donnez, afin d'y trouver l'occasion
de m'adresser une nouvelle insulte dans les paroles qui suivent :

« *Plusieurs praticiens prétendent que je ne serais pour M. Le*
« *Roy qu'un thérapeutiste, si l'anatomie seule s'escomptait en*
« *écus et en billets de banque.* » Sont-ce là vos sentiments, Monsieur? En ce cas, gardez-les, et ne me les attribuez pas, car ils ne
sont pas, ils ne furent jamais les miens. Votre insinuation, qui
ouvre largement la porte aux suppositions, m'oblige à dire que
nul médecin ne s'efforce plus que moi de concilier les devoirs
de l'humanité avec ceux qu'impose la dignité professionnelle ;
d'affirmer que je ne suis ni cupide ni avare; que j'ai consacré
à la recherche et à la poursuite de découvertes qui n'ont pas
été toutes lucratives, une grande partie de l'argent gagné par
mon travail, et que si j'ai mêlé l'*utile dulci* autant que je l'ai
pu, mes jouissances ont été de celles qui élèvent l'esprit et le
cœur; en un mot, je crois pouvoir dire que ma vie entière est
le démenti complet de vos paroles, car il n'est pas jusqu'à mes
défauts qui ne soient en opposition avec les penchants et la con-

duite que vous m'attribuez. Aussi, Monsieur, je vous mets en demeure de citer un seul fait qui vous y autorise, sinon je serai une fois de plus en droit de vous dire : vous êtes un calomniateur.

Dans les divers passages que je viens de citer, il y a des insinuations calomnieuses, des allusions malveillantes et perfides, des impolitesses, pour ne pas employer le mot grossièreté. Mais vous étiez resté jusque-là sur la limite de la diffamation, au moins de celle qui peut conduire en police correctionnelle. Cette limite, vous l'avez dépassée dans votre brochure intitulée *Troisième Série d'observations*; vous y avez affirmé *avoir lu de vos propres yeux lu* une lettre écrite par moi à M. Charrière, dans laquelle je lui demandais avec menace une altération de ses livres de commerce, qui me donnerait la priorité d'une invention !!! Insinuation mensongère dont vous avez été forcé de reconnaître la fausseté ; diffamation à l'occasion de laquelle j'aurais pu vous citer devant la justice, en compagnie de M. Charrière, devenu, par la publicité, votre complice, si j'avais été moins ennemi du scandale, moins soucieux de la dignité médicale, moins pénétré de sentiments de modération.

J'ai donné une nouvelle preuve de cette modération qui m'anime en demandant récemment à la Société de médecine du 10e arrondissement, qui est le vôtre, et à celle du 1er, que j'habite, de prononcer entre nous, comme juges arbitres. Voici le préambule de ma lettre :

« Les Sociétés de médecine d'arrondissements n'ont pas seule-
« ment pour objet le progrès de la science et la protection des in-
« térêts professionnels, elles sont encore instituées pour la mora-
« lisation du corps médical et pour exercer une action discipli-
« naire sur les actes des médecins vis-à-vis du public et vis-à-vis
« de leurs confrères. Elles ont ou doivent avoir pour mission de
« prévenir ou d'arrêter le scandale de discussions publiques, tou-
« jours préjudiciables à la considération de la corporation.

« C'est un motif de ce dernier ordre qui m'engage à porter
« plainte contre M. Mercier, à raison des faits suivants..... »

La Société du 10ᵉ arrondissement ne considérant pas ses attributions du même point de vue que moi se déclara incompétente ; celle du 1ᵉʳ arrondissement ne put être, par conséquent, saisie de la question.

Quoique cette démarche ait reçu une interprétation fausse et désobligeante, je suis loin de la regretter ; j'ajoute même que si l'on me montrait une autre voie honorable de conciliation, j'y entrerais encore sans hésiter, tant je tiens à prouver mon aversion pour la publicité de débats scandaleux et préjudiciables à la dignité du corps médical ; *et maintenant que pour les éviter j'ai fait tout ce que je pouvais tenter dignement,* je dis à **M.** Mercier : votre conduite à mon égard a été indigne d'un médecin et d'un galant homme ; je vous le dis publiquement, parce que vous avez donné de la publicité à vos injures ; je vous le dis avec le calme, la réflexion qui conviennent à mon âge, avec pleine et entière conviction.

Je dis à mes confrères, au monde médical : ne croyez pas aux motifs que l'on vous a donnés de l'opposition que j'ai rencontrée aux portes des académies de France et de l'animosité qui me poursuit, car les accusations répandues contre moi sont calomnieuses ; la plupart de ceux qui les propagent le savent bien et l'on n'en douterait pas si, soulevant les masques qui cachent leurs visages, on pouvait y lire leurs pensées ; cherchez ailleurs les motifs véritables. Il en est un qu'il ne m'est pas permis de faire connaître sans m'exposer à laisser croire que je suis entaché de vanité et de suffisance ; pourtant, comme ce motif a été signalé par d'autres, par **M.** Civiale en particulier, je puis bien le reproduire après lui. J'ai cité tout à l'heure un passage de l'un de ses ouvrages dans lequel il est dit : « *Dès que* **M.** *Le Roy d'Etiolles réussit à devenir opérateur, ses protecteurs lui firent défaut...* » Il se pourrait bien que **M.** Civiale eût frappé juste, plus juste même qu'il n'en voudrait convenir après le commentaire que voici. Malgré une opposition très-vive, la lithotritie était parvenue à prendre sa place dans la science et dans la pratique ; l'institut avait fait à chacun sa part dans la découverte : d'un côté se trouvait l'invention, de l'autre l'application. L'*invidia medicorum*, qu'à tort ou à raison l'on a qualifié de *pessima*, trouvait son compte à ce partage ; mais *en voyant se réunir l'une et l'autre dans la même main*, elle s'est irritée, et l'on a pu voir dans ce chapitre comment s'est traduite sa colère.

Evidemment, ou les paroles de M. Civiale n'ont pas de sens, ou voilà ce qu'elles signifient. Je suis heureux de trouver au milieu des calomnies dont ses livres abondent une phrase de laquelle je puisse distiller une interprétation réparatrice : c'est l'antidote à côté du poison. Toutefois, je n'ai pas de remercîments à faire à mon rival de l'y avoir placé, car il n'en avait pas l'intention.

Il est encore une accusation que, dans ce moment surtout, je ne puis laisser sans réfutation : c'est celle d'avoir cherché, par *captation*, à influencer les commissions instituées par l'Académie de médecine pour décerner le prix d'Argenteuil. Voici sur quoi elle repose:

En 1844, l'Académie de médecine fut appelée pour la première fois à juger les travaux des compétiteurs à ce prix, cause de luttes si vives, si acharnées. Dans la commission se trouvaient MM. Amussat, Civiale, Segalas et Jourdan, qui, de notoriété publique, a été le style de M. Civiale. Je ne doutais pas que chez ces messieurs, au moins chez deux d'entre eux, l'impartialité et l'amour de la justice l'emportassent sur l'intérêt personnel ; néanmoins, je ne crus pas devoir laisser supposer que si je présentais mes travaux au concours, si j'acceptais mes rivaux pour juges, j'étais poussé à cette démarche par l'appât de l'argent. En conséquence, je déposai entre les mains du caissier de l'association des médecins de Paris une délégation éventuelle de la part du prix qui pourrait m'être allouée. Cette délégation fut acceptée, mais il fut convenu entre M. Orfila, président, M. Vosseur, trésorier, et moi, qu'elle resterait secrète jusqu'à ce que la commission eût pris une décision relativement à mes travaux. Pendant huit mois, j'ai observé cette clause ; je n'ai parlé de cette délégation dans la préface de mon *Traité des rétrécissements et angusties de l'urètre*, que lorsque je fus informé que le rapport de M. Jourdan sur mes travaux avait été lu et adopté. Cette première commission partagea le prix entre MM. Perrêve, Mercier, Beniquié et Delcroix; elle donna la plus forte part à M. Perrêve pour un système de dilatation brusque ou de déchirure des rétrécissements avec des dilatateurs métalliques, procédé que j'avais employé et publié avant lui, mais comme méthode exceptionnelle seulement, et non pas comme méthode générale.

Ce premier rapport fut annulé par l'Académie : une seconde commission fut nommée. Celle-là ne pouvait ignorer la délégation que j'avais faite à la caisse de l'association de prévoyance des médecins, puisque, croyant la question jugée, je l'avais publiée. M. Mercier s'alarma de l'influence qu'elle pouvait avoir sur l'esprit des commissaires et de l'Académie ; il mit en doute le motif que j'avais donné de ma délégation : « *Monsieur Le Roy d'Etiolles, dit-il, prétend qu'il a voulu prouver par là que l'intérêt pécuniaire était nul pour lui dans cette affaire. Oh! l'innocent! il ignore, qui l'aurait cru, comment on peut faire fructifier un prix même sans en toucher le montant!...* » (Mercier, *Résumé analytique*, p. 15.) On voit encore ici, poindre la pensée « *des écus et des billets de banque;* » mais passons.

Dans la brochure intitulée *Traitement des valvules*, page 470, M. Mercier revient sur ce sujet dans les termes suivants : « Quant « à l'accusation de *captation*, voilà ce dont il s'agit : M. Le Roy, « sous prétexte qu'il avait des ennemis dans la première commission « d'Argenteuil, (ses ennemis étaient-ils donc mes amis?) a cru « devoir faire délégation de ses chances à l'association de pré- « voyance des médecins de Paris. Moi, son compétiteur, je me suis « permis de croire que cette manière de faire n'était pas excessi- « vement loyale; et, en effet, supposons que la magistrature soit « réduite à l'état précaire où se trouve la profession médicale et « qu'il y ait une caisse de secours pour les magistrats ; que pen- « serait-on du plaideur qui dirait à ses juges : « *Si je gagne mon* « *procès, je fais délégation de tous mes bénéfices à votre caisse* « *de secours*, » il n'y aurait qu'une voix, je crois, pour accuser ce « plaideur de captation. Or, M. Le Roy n'a fait ni plus ni moins. »

M. Mercier me reproche ensuite de n'avoir pas gardé le secret de cette délégation jusqu'après la décision de la commission, et il ajoute : « Comment osez-vous, Monsieur Le Roy, violer ainsi la « vérité sur un point qu'il est si facile de vérifier par des dates ? « Vous avez publié votre délégation dans la dédicace de votre « *Traité des rétrécissements et angusties*, qui porte le millésime « de 1845, et ce n'est qu'à la fin de 1846 que le jugement de la « première commission a été décidé, soumis à l'Académie et « annulé ! »

Si M. Mercier, avant d'écrire ces lignes, eût relu avec un peu d'attention cette dédicace dont il parle, il aurait modifié son mouvement oratoire et modéré son indignation, car il y aurait trouvé la phrase suivante : « J'ai lieu de croire, d'après une lettre officielle » (cette lettre m'invitait à faire reprendre les instruments déposés par moi), « que le rapport de la commission, *du moins en ce qui* « *me concerne, est arrêté depuis quinze jours.* » L'un des membres de cette commission m'avait dit qu'en effet, le rapport de M. Jourdan sur mon compte avait été adopté. C'est de ce rapport *partiel* que j'ai parlé dans ma dédicace et dans le Mémoire sur la *Thérapeutique des rétrécissements*. M. Mercier a cru ou fait semblant de croire que j'avais en vue le rapport *général* de la commission formé du résumé de ces rapports partiels successivement adoptés par elle. Il faudrait que je fusse, non pas *bien osé*, comme le dit M. Mercier, mais bien *étourdi* et bien *maladroit*, pour venir dire que je n'avais pas encore soufflé le mot, en 1846, d'un fait que j'avais publié un an auparavant en tête d'un de mes ouvrages.

Voilà pour le passé. Quant à la situation actuelle, je pense qu'en présence du soupçon de *captation* manifesté par M. Mercier, il ne convient ni à l'association des médecins, ni aux juges du concours, ni à moi, de maintenir la délégation dont il s'agit. Au surplus, le motif qui m'avait fait prendre cette détermination n'existe plus ; ce motif, je l'exprimais comme il suit dans la dédicace de mon livre de 1845 : « *Les vicissitudes académiques m'ayant laissé le droit* « *de concourir, je n'ai pas voulu déserter la lutte ; mais je ne* « *voudrais pas que l'on pût supposer que je me suis oublié jus-*

« *qu'à tendre la main devant des rivaux parmi lesquels il en est*
« *dont j'ai eu tant à me plaindre : toutefois, ce dont je rougirais*
« *pour moi, je n'éprouve aucune honte à le faire pour le compte*
« *de l'association de prévoyance.* » Ces rivaux, ces adversaires ne
faisant pas partie de la commission actuelle, le motif de ma délégation n'existe plus, la délégation devient nulle, la commission n'a
plus à s'en préoccuper, et je reprends toute ma liberté d'action.

L'envieuse rivalité se fait arme de tout : elle dénature les intentions les plus honnêtes.

Je viens de montrer M. Mercier cherchant en dehors de la science
le moyen de porter atteinte à ma considération, et appelant la diffamation au secours de sa dialectique : si maintenant je passais en
revue les questions scientifiques sur lesquelles nous sommes dissi-
dents d'opinion ou rivaux d'invention, on verrait à chaque pas la
discussion prendre dans sa bouche et sous sa plume un ton d'acri-
monie et de personnalité offensante. Voici l'exorde de son dernier
factum : « J'aurai surtout à répondre à une brochure que M. Le
« Roy d'Étioles vient de publier sous ce titre : *Thérapeutique des*
« *rétrécissements de l'urètre, de l'hypertrophie de la prostate et*
« *des obstacles au cours de l'urine situés au col de la vessie ;* sou-
« vent je serai long et peut-être fastidieux ; mais est-ce ma faute
« si mon adversaire a su tellement embrouiller le sujet, s'il s'est
« fait en quelque sorte un jeu de déplacer les questions, de pro-
« duire des assertions sans preuve, d'altérer les textes, de nier des
« faits vrais, d'en supposer de faux, et, avec tout cela, de m'accuser
« de mensonge lorsqu'il outrageait audacieusement la vérité? En
« face d'un pareil homme, il fallait ou bien renoncer à me défendre
« ou bien présenter un tel réseau de preuves qu'il ne pût y échap-
« per. Je m'arrête à ce dernier parti, quoique je sache par expé-
« rience que j'ai affaire à un jouteur subtil et que, véritable Protée,
« il coulera pour ainsi dire entre mes doigts. » (Mercier, *Traite-*
ment des valvules, p. 404).

Quels sentiments et quel langage !

Ai-je besoin de dire que cette accusation d'altération de texte, de
négation de faits vrais, d'affirmation de faits faux, est toute aussi

peu fondée que le contenu de ma lettre à M. Charrière, que
M. Mercier affirmait *avoir lue, de ses propres yeux lue.*

Les hommes qui ont le sentiment de la dignité personnelle et de
l'honneur pensent probablement que, quand la polémique s'abaisse
à ce degré, ce n'est plus avec la plume qu'il convient de la soutenir,
je le pense également. Toutefois, avant de lui donner la conclusion
qu'elle doit avoir, je crois qu'il est indispensable de projeter la
lumière et de mettre l'opinion à même de se former sur certaines
assertions, sur certains faits qui mettent en question la droiture et
la probité. Je ne parle pas des affirmations contradictoires dont on
peut trouver la vérification dans les livres, comme par exemple
la substitution qu'aurait faite M. Mercier du mot *inciser* au mot
exciser inscrit dans le procès-verbal de la société anatomique ; je
veux parler de faits sur lesquels la vérité ne peut être connue que
par une enquête, l'audition de témoins, l'examen de pièces ma-
nuscrites et de livres de commerce. C'est dans ces conditions graves
et difficiles que se présente le débat relatif à la priorité d'invention de *l'inciseur du col de la vessie, en forme de brise-pierre
à une seule lame,* instrument pratique, appelé, je crois, à prendre
rang dans la chirurgie. Eh bien ! d'un côté, je dis et j'affirme par
serment que cet instrument je l'ai fait confectionner chez M. Charrière, en 1847, *sur un modèle que ce même fabricant avait
exécuté pour moi douze ans auparavant.*

D'un autre côté, voici M. Mercier qui présente, comme de lui,
un instrument *identique,* destiné au même usage, fabriqué dans le
même atelier, à peu près dans le même temps, et qui affirme aussi
par serment qu'il en est réellement l'inventeur.

Entre ces deux assertions, quelle est la vraie? Entre ces deux
hommes qui affirment par serment, *quel est le parjure ?*

Pour prononcer sur la priorité de l'invention, se basera-t-on sur
la date de la publication? Mais ne se peut-il pas que le véritable
inventeur, confiant dans son droit, et ne soupçonnant pas la fraude,
attende pour publier son œuvre qu'il en ait apprécié la valeur et
qu'il en ait fait l'application, tandis que le plagiaire, sachant qu'il
n'a pas de titre, se hâte de s'en créer un apparent par la publica-

tion? Dans le cas actuel ou dans l'espèce, comme l'on dit je crois en langue de procédure, il y avait deux autres raisons pour moi de ne pas m'empresser d'inscrire dans un journal ou dans le procès-verbal d'une société savante la description de l'instrument que je venais de faire exécuter : la première, *c'est qu'il était la reproduction d'un instrument que j'avais fait exécuter douze ans auparavant* et que je croyais avoir publié alors ; la seconde, c'est qu'il n'était que le *dédoublement de mon scarificateur à deux lames,* qui est décrit et figuré dans mes livres et dans le grand ouvrage de Bourgery.

La date de la publication, en 1847, ne prouve donc rien et ne peut rien faire préjuger relativement à la sincérité et à la bonne foi des deux prétendants.

Se pourrait-il que nous eussions eu tous deux la même idée et que nous l'eussions mise à exécution, ignorant chacun ce que faisait l'autre? Cela serait supposable si les deux instruments avaient été exécutés par deux fabricants différents ; mais comme ils ont été confectionnés dans le même atelier et presque dans le même temps, cela n'est pas admissible, et il y a lieu de penser que l'un de nous a usé de fraude. Lequel? voilà ce qu'il faut rechercher.

Dans toute maison de fabricant, il doit y avoir un livre de commande, un livre de paye des ouvriers, un livre de vente et un grand-livre : un instrument commandé, exécuté et livré, doit donc être inscrit trois ou quatre fois ; rien de plus simple alors que de rechercher les dates de ma commande et de celle de M. Mercier : oui, mais pour cela il faut que le fabricant s'y prête. Or, il m'a fallu avoir recours au ministère d'un huissier pour obtenir de M. Charrière la remise de mon propre compte, où se trouvait inscrite la date de la livraison de mon propre instrument. Quant à la date de ma commande, je n'avais nul moyen de le contraindre à me la donner, il m'a fallu y suppléer par la déclaration de l'ouvrier qui l'a exécutée.

Pour forcer M. Mercier à préciser lui-même l'époque de sa commande, je l'ai mis en demeure, d'abord par une lettre insérée dans *l'Union médicale,* le 11 septembre 1850, puis par une brochure publiée à la fin de l'année 1851, de s'expliquer catégoriquement sur ce point : sa réponse est encore à venir.

Quel rôle a joué M. Charrière dans cette circonstance? Y a-t-il eu abus de confiance de sa part en faveur de l'un de nous? Ou bien la connaissance de l'instrument, déjà en cours d'exécution dans son atelier, a-t-elle été fortuite? La résistance qu'il a mise à me délivrer les extraits de ses livres de commerce doit-elle être attribuée à un excès de réserve et l'a-t-il opposée, cette résistance, à des demandes semblables de M. Mercier? *Mais alors, pourquoi a-t-il donné communication à ce médecin des lettres par lesquelles je demandais un relevé des registres;* lettres que ce dernier a si odieusement et si faussement interprétées? Les apparences n'autorisent-elle pas la supposition d'une connivence entre ces messieurs? Peuvent-ils garder plus longtemps le silence sans donner force à ce soupçon?

J'ai posé la question dans ces termes à la société de médecine; elle s'est déclarée incompétente : je l'ai posée à la seconde commission d'Argenteuil; elle s'est dispensée de l'examiner et de la juger, en déclarant qu'aucun des compétiteurs n'avait mérité le prix et en ne faisant pas de rapport : elle est pendante aujourd'hui devant la troisième commission. Parviendrai-je enfin à la faire juger ?

N'avais-je pas bien raison d'écrire en tête de ce chapitre que *des inventions utiles peuvent causer de grandes tribulations à leur auteur?* N'est-ce pas payer bien cher un peu de renommée, que de l'acheter par tant d'ennuis, par une vie de luttes et de combats. Vingt fois, saisi par le découragement et le dégoût, j'ai eu la pensée de chercher le calme dans l'abandon de mes travaux et même de l'exercice de ma profession; mais autant de fois l'aiguillon de la gloire, de l'amour-propre, et aussi la nécessité, m'ont poussé à reprendre ce collier de fatigue et de misères morales. Bien plus! je sens que, malgré ces dures leçons du passé, le naturel chassé, reviendra au galop, et que je me laisserai emporter encore à la poursuite d'inventions et de découvertes, *au risque d'avoir à écrire dans mes vieux jours (si Dieu me prête vie), un second chapitre sur les tribulations qu'elles m'auront causées.*

EXTRAITS DES DÉCISIONS DE L'ACADÉMIE DES SCIENCES

relatives à l'invention de la lithotritie.

RAPPORT DES COMMISSIONS DES PRIX DE L'INSTITUT.

ANNÉE 1825. — « La Commission propose à l'Académie d'ac-
« corder une mention honorable à M. Amussat *pour avoir mieux*
« *fait connaître la structure de l'urètre*, ce qui a rendu plus fa-
« cile l'emploi des instruments de lithotritie; à M. Civiale, *pour*
« *avoir fait le premier sur l'homme l'*APPLICATION *de ces instru-*
« *ments;* et à M. Leroy-d'Étiolles, *pour les avoir* IMAGINÉS, *les*
« *avoir fait exécuter*, et avoir fait connaître successivement les
« *perfectionnements* que ses essais lui ont suggérés. »

ANNÉE 1826. — D'après l'avis unanime de la Commission, une
récompense est accordée à M. Leroy-d'Étiolles, « qui a publié en
« 1825 un ouvrage de lithotritie, et qui a le *premier*, en 1822,
« *fait connaître les instruments qu'il avait inventés.* »

ANNÉE 1827. — « Un prix est décerné à M. Civiale, *comme*
« *ayant pratiqué le premier sur le vivant la lithotritie.* »

ANNÉE 1828. — La commission s'exprime de la manière suivante dans son rapport : « Le procédé de *l'évidement de la pierre*,
« dont l'idée première appartient à M. Leroy-d'Étiolles, déjà con-
« nu de l'Académie comme *principal inventeur des instruments*
« *lithotriteurs*, a été *perfectionné* par M. Heurteloup.

Année 1831. — « M. Leroy-d'Étiolles, qui a déjà reçu de l'Aca-
« démie plusieurs encouragements, a paru digne d'en recevoir un
« autre encore qui fût mieux proportionné à l'importance, chaque
« jour mieux appréciée, de ses travaux, et surtout *à l'application*
« *qu'il a faite à la lithotritie de la pince à trois branches*, instru-
« ment tellement essentiel *que sans lui cette opération ne se serait*
« *jamais élevée au degré de perfection qu'elle a atteint.* En consé-
« quence la Commission propose d'accorder un prix à M. Leroy-
« d'Étiolles. »

Baron CUVIER.

Année 1834. — « L'Académie accorde une récompense à M. le
« docteur Jacobson, de Copenhague, pour *l'application qu'il a faite*
« *avec succès de l'écrasement par pression* à la destruction de la
« pierre dans la vessie. »

Même année. — L'Académie accorde un prix à M. le docteur
Heurteloup, « pour l'application qu'il a faite avec succès de *l'écra-*
« *sement par percussion* à la destruction de la pierre dans la
« vessie. »

Le secrétaire perpétuel pour les sciences naturelles,
FLOURENS.

Rapport fait à l'Académie des sciences sur la lithotritie urétrale, le 16 août 1836.

« Depuis Ambroise Paré jusqu'à nos jours, on a employé un
grand nombre de petits instruments pour saisir les corps étrangers
arrêtés dans ce canal, et en faire l'extraction. Avant l'invention
de la lithotritie, les cas qui en indiquaient l'application se présen-
taient assez rarement. Depuis la découverte de ce nouveau procédé opératoire, on a eu fréquemment l'occasion d'employer ces
divers instruments pour l'extraction de ces fragments de pierre

arrêtés dans l'urètre ; mais leur application n'est pas toujours facile, soit parce que ces fragments sont trop volumineux, et qu'ils sont étroitement embrassés par les parois de ce canal.

« M. Leroy-d'Étiolles a ajouté aux instruments propres à remplir les différentes indications quelques perfectionnements, qui nous ont paru très-ingénieux ; ils consistent,

« 1° A rendre la curette, usitée par tous les praticiens, flexible par une articulation ginglymoïde, qui lui permet, à l'aide d'un petit ressort, de rabattre cette curette sur le calcul lorsqu'il l'a dépassé, et de le rendre immobile dans le point du canal où il est arrêté ;

« 2° A faire couler sur la tige de cette curette une petite pince à trois branches, armée d'un foret proportionné pour en opérer le broiement ; *c'est assurément le dernier degré de perfectionnement porté à cette branche de la lithotritie.*

« En résumé, nous ne pouvons qu'applaudir aux efforts incessants que fait M. Leroy-d'Étiolles pour le perfectionnement de la lithotritie, applicable aux calculs de la vessie et à ceux retenus dans le canal de l'urètre.

« Signé à la minute : ROUX et LARREY, *rapporteurs.*

« L'Académie adopte les conclusions de ce rapport. »

Rapport à l'Académie des sciences par le baron Larrey et M. Roux, lu dans la séance du 16 août 1836.

Perfectionnement des instruments lithotribes ayant pour effet de rendre leur action plus prompte. (Discussion de priorité d'invention entre MM. Civiale et Leroy-d'Étiolles.)

« Nous avons examiné avec soin les Mémoires qui vous ont été adressés par les deux réclamants, pour pouvoir signaler à l'Académie celui des deux auquel appartient réellement cette addition.

« Il est probable que ces deux habiles lithotritistes, sans avoir connaissance des instruments, l'un de l'autre, ont eu la même idée, et l'ont mise à exécution chacun de son côté ; *mais enfin il ne reste aucun doute pour vos commissaires que M. Leroy-d'Étiolles l'a émise le premier.*

« Au total, ces recherches accélèrent les progrès de la science et concourent au soulagement de l'humanité ; sous ce rapport, l'Académie ne peut qu'approuver les efforts de ces deux médecins. »

Rapport de MM. Breschet et Larrey, lu dans la séance du 8 avril 1839, sur un appareil nouveau, destiné au brisement des calculs urinaires, imaginé par M. Leroy-d'Étiolles.

« Nous avons été chargés, M. Breschet et moi, de prendre connaissance des effets d'un appareil présenté à l'Académie, au commencement de l'année 1838, par M. Leroy-d'Étiolles.

« Pour asseoir un jugement certain sur le mérite de cet appareil, vos commissaires ont désiré assister aux essais que son inventeur devait en faire sur le vivant ; votre rapporteur surtout a été témoin de plusieurs opérations de lithotritie que ce chirurgien a pratiquées avec cet appareil chez des sujets déjà avancés en âge. La dextérité et la promptitude avec lesquelles de très-gros calculs ont été brisés en notre présence, et sans que ces sujets aient paru éprouver de grandes douleurs, nous ont causé la plus agréable surprise.

« *Une action combinée de pression et de percussion* que produit cet appareil lorsqu'on le met en jeu dans la vessie, sans efforts sensibles et sans point d'appui à l'extérieur, établit un vrai perfectionnement dans l'art de la lithotritie ; nous n'hésitons pas, en conséquence, à proposer à l'Académie d'accorder au Mémoire de M. Leroy son approbation. »

« Les conclusions de ce rapport sont adoptées. »

FLOURENS.

Ces rapports et décisions de l'Académie des sciences de France fixent invariablement la part de chacun dans la découverte de la lithotritie. M. Leroy-d'Étiolles est *l'inventeur des instruments* qui, les premiers, l'ont rendue praticable. M. Civiale a fait la première *application heureuse* de ces instruments sur l'homme vivant, MM. Jacobson et Heurteloup ont *perfectionné* cette méthode, puis M. Leroy-d'Étiolles *a combiné ces perfectionnements et complété les procédés.*

Imprimerie de PAUL DUPONT, rue de Grenelle-Saint-Honoré, 45.

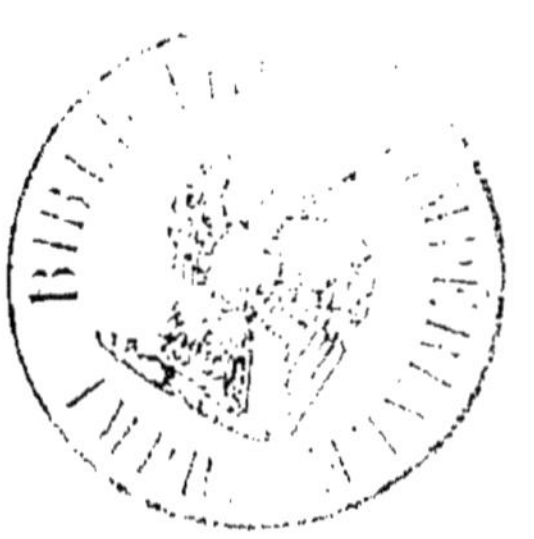